TRAITEMENT

DE

LA SYPHILIS

PAR LES

INJECTIONS SOUS-CUTANÉES DE BENZOATE DE MERCURE

PAR

Constant COCHERY

Docteur en médecine de la Faculté de Paris
Ancien externe des hôpitaux
Licencié en droit

PARIS

G. STEINHEIL, ÉDITEUR

2, RUE CASIMIR-DELAVIGNE, 2

1890

TRAITEMENT DE LA SYPHILIS

PAR LES

INJECTIONS SOUS-CUTANÉES DE BENZOATE DE MERCURE

IMPRIMERIE LEMALE ET Cie, HAVRE

TRAITEMENT

DE

LA SYPHILIS

PAR LES

INJECTIONS SOUS-CUTANÉES DE BENZOATE DE MERCURE

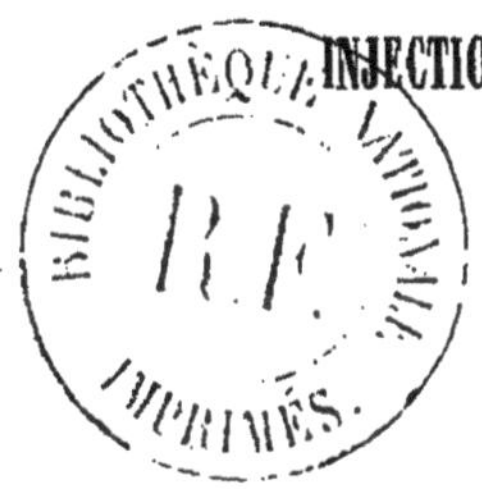

PAR

Constant COCHERY

Docteur en médecine de la Faculté de Paris
Ancien externe des hôpitaux
Licencié en droit

PARIS

G. STEINHEIL, ÉDITEUR

2, RUE CASIMIR-DELAVIGNE, 2

1890

TRAITEMENT DE LA SYPHILIS

PAR LES

INJECTIONS SOUS-CUTANÉES DE BENZOATE DE MERCURE

INTRODUCTION

Des injections mercurielles solubles et insolubles.

S'il est permis de discuter sur le meilleur mode de mercurialisation pour combattre la syphilis, il est devenu hors de propos de remettre en question l'influence du mercure contre la vérole. A moins de prétendre à une originalité nuisible pour les malades, tous les médecins s'entendent pour l'administrer. Les uns ne l'emploient qu'au cours des accidents syphilitiques comme curatif, et M. Lancereaux a réuni dans une phrase heureuse les règles de conduite des partisans de ce mode de faire : lorsqu'il y a lésion, intervention ; dans l'intervalle, expectation. L'énorme majorité emploie le mercure non seulement comme curatif, mais aussi comme préventif, croyant avec raison que s'il est obligatoire de combattre les manifestations visibles et passagères de la vérole, il n'est pas moins utile de donner le mercure pour agir contre les manifestations viscérales, possibles mais latentes, et surtout la maladie elle-même. Ce principe admis de l'utilité, de l'efficacité du mercure, dans la syphilis, avantages qu'il partage avec l'iodure de potassium, au cours des manifestations et dans leur intervalle, même pendant plusieurs années, on s'est efforcé de trouver une méthode qui assurât la pénétration du médicament dans toutes les parties du corps, sans présenter de danger, applicable à la majorité des cas, facile pour le malade, le gênant le moins possible dans ses occupations.

Pour mercurialiser les malades, on a employé les voies respiratoires, cutanée, au moyen des frictions, et digestive. La première n'est guère utilisée. La seconde peut rendre d'immenses services dans les cas où il faut agir vite contre des manifestations qui menacent l'existence. La dernière est celle que l'on met en jeu presque toujours. On peut reprocher à toutes ces méthodes d'être peu scientifiques. On ne peut, en effet, avec elles se rendre compte de la dose absorbée. Aussi beaucoup d'auteurs ont-ils cherché une méthode dans laquelle on pût doser, en apparence, exactement les quantités données, qui agît rapidement sur les accidents, empêchât les récidives et fût exempte de dangers. C'est alors qu'on s'est adressé à la voie hypodermique et intra-musculaire.

Faire pénétrer le mercure dans l'économie par cette voie lorsque les autres sont impraticables, tel est le principal objectif des injections.

Cette méthode de mercurialisation, préconisée par Scarenzio et Smirnoff, défendue en France par M. Martineau et surtout par M. Balzer qui a fait à ce sujet des expériences extrêmement nombreuses, continuées encore aujourd'hui, gagne de plus en plus du terrain, surtout à l'étranger, et est appliquée non plus seulement dans la clientèle hospitalière, mais aussi dans la clientèle privée. Les raisons qui militent en faveur de l'adoption de ce mode de traitement pour les malades hospitalisés (absence de fraude, commodité, propreté, dosage scientifique, action rapide sur les manifestations) malgré des inconvénients observés à l'origine de l'application de la méthode de Scarenzio (abcès, nodosités, douleurs), ont engagé les médecins à faire bénéficier tous leurs malades de ses immenses avantages. La pratique des injections a été depuis mieux fixée dans tous ses détails, ses indications et contre-indications. Divers sels mercuriques solubles ou insolubles ont été expérimentés. Le mode opératoire a été perfectionné dans ses plus minutieux détails, de telle sorte qu'on a fait ainsi évanouir presque tous les accidents observés aux débuts de la méthode nouvelle. Ces accidents sont indéniables ; on a eu des stomatites graves, des troubles gastro-intestinaux, des embolies pulmonaires avec gangrène ultérieure, et même certains cas ont été suivis de mort (Hallopeau, Lukasiewiez); tous ces faits ont reçu aujourd'hui leur explication (doses très fortes et trop rapprochées, mauvaises dents et gencives, etc.). Ce serait sortir de notre sujet que de montrer les progrès successifs qu'a faits la méthode de Scarenzio, son extension continue, ses applications de plus en plus multipliées, son adoption par un nombre croissant de médecins convaincus de sa supériorité sur les méthodes anciennes, toutes les fois surtout, que la voie stomacale est barrée.

Nous pouvons dire que pendant un an, nous avons vu notre cher maître M. Balzer continuer à faire des injections d'huile grise benzoïnée (près de 500 au moins) sans que jamais il nous ait été donné d'observer des accidents.

De temps à autre une malade se plaignait, le lendemain de l'injection, d'une douleur localisée à la fesse, au foyer du mercure injecté, mais cette douleur n'a jamais persisté au delà de quelques jours. Jamais les malades n'ont été obligés de s'aliter.

Le traitement de la syphilis par les injections se fait soit au moyen des sels solubles, injectés tous les jours, soit au moyen des sels insolubles injectés rarement et à dose massive. Ce mode de traitement a détrôné les frictions qui restent pourtant dans certains cas, comme nous l'avons vu à Lourcine, un des meilleurs moyens de saturation mercurielle, mais c'est surtout aux dépens de l'introduction du mercure par la voie stomacale qu'il s'est créé son domaine. Il ne faut cependant pas attribuer aux adeptes de la nouvelle méthode une idée qu'ils n'ont jamais eue. Leur objectif n'a jamais été de détrôner, d'effacer le vieux mode d'introduction du mercure dans l'économie par la voie stomacale. Ils ont voulu doter la thérapeutique d'un mode nouveau de mercurialisation sûr, prompt, efficace lorsque la voie stomacale est impraticable et que les frictions sont contre-indiquées ou inapplicables, et montrer que les injections sous-cutanées et intra-musculaires faisaient disparaître avec une rapidité incomparable les accidents existants. Mais lorsque ces accidents sont disparus, les pilules, les liqueurs et sirops mercuriels reprennent leur importance et leur application, quoique, comme l'a indiqué M. Balzer, la méthode des traitements successifs s'accorde avec la méthode de Scarenzio et de Smirnoff. Ils sont le complément obligé de tout traitement logique, rationnel de la syphilis, du traitement intermittent institué par M. le professeur Fournier. On ne peut prétendre, croyons-nous, soumettre les malades pendant toute la durée nécessaire à un traitement ainsi institué, aux injections seules. Les malades ne voudraient et ne pourraient supporter que très difficilement le nombre d'injections nécessaire pour atteindre un tel but, et d'ailleurs ne voyons-nous pas Lang, Neisser, Martineau, M. Balzer, etc., recommander expressément de ne pas dépasser un certain nombre d'injections (7 à 10 quand on emploie un sel insoluble, 40 à 50 quand on se sert d'un sel soluble). Il ne s'agit donc pas d'une conquête faite au détriment d'une ancienne méthode, mais plutôt d'un progrès, qui complète et améliore les acquisitions anciennes.

Employer les injections pour faire disparaître rapidement, sûrement, les accidents actuels de la vérole et ainsi diminuer le temps d'hospitalisation des malades, et dans leur intervalle instituer le traitement ordinaire (*estomac*) suivant les règles posées par nos maîtres. Mais dans le choix du médicament à injecter quelles sont les règles posées, qui nous feront adopter un sel plutôt qu'un autre. Devra-t-on prendre un composé insoluble que l'on introduit à dose massive et à échéances de plus en plus espacées, ou un sel soluble que nous injecterons tous les jours.

Dans le traitement de la syphilis par les injections de mercure, les préparations insolubles qu'on injecte rarement, paraissent devoir l'emporter actuellement sur les préparations de sel soluble qu'on injecte chaque jour sous la peau. Celles-ci répondent à une catégorie d'indications qu'aucune autre méthode d'administration du mercure ne peut remplir. On trouve, en effet, assez fréquemment des malades pour lesquels les troubles gastro-intestinaux interdisent la voie stomacale à l'introduction du mercure et dont l'état défectueux de la bouche (dents cariées, couvertes de tartre, gencives rouges, ramollies, fongueuses, saignant facilement) ne permet ni les injections massives, ni les frictions, méthodes qui peuvent avoir l'inconvénient de produire brusquement l'intolérance buccale. Aussi à Lourcine les malades seules qui ont des dents en bon état reçoivent l'huile grise, qui ne donne plus d'accidents locaux et généraux. L'emploi des préparations solubles du mercure est indiqué toutes les fois que les voies digestives ne supportent pas le mercure, et que les injections insolubles sont contre-indiquées. Avec elles on fait pénétrer rapidement une dose considérable de mercure dans l'économie, mais celui-ci est vite éliminé : aussi pour que le malade reste toujours sous l'influence de ce médicament, faut-il répéter tous les jours les injections. Cette méthode, excellente dans ces limites bien fixées, a contre elle le renouvellement incessant des souffrances qu'occasionne la piqûre. La peptone mercurique de MM. Martineau et Delpech, le sublimé sont de plus très douloureux : aussi a-t-on cherché à lui suppléer d'autres produits mieux tolérés par les tissus.

Nous avons cette année assisté aux expériences de MM. Balzer et Thiroloix sur le benzoate de mercure. Nous avons pu recueillir quatorze observations que nous donnons plus loin : elle nous ont convaincu de l'efficacité, de la bénignité des injections de ce sel soluble. Nous pensons donc en prenant pour sujet de notre thèse inaugurale ces faits intéressants, contribuer à l'extension d'une méthode qui donne à Lourcine de si bons résultats.

Nous sommes heureux avant d'entrer dans l'exposé de notre sujet, de pouvoir remercier ici nos maîtres dans les hôpitaux. Que M. Balzer reçoive l'assurance de notre respectueux dévouement et l'expression de notre vive reconnaissance pour la complaisance si généreuse avec laquelle il nous a communiqué les éléments de notre thèse. Qu'il nous soit permis d'offrir tous nos remercîments pour les conseils si bienveillants et si éclairés, l'accueil si généreux qu'ils nous ont toujours accordés, à M. Tapret, médecin de l'hôpital St-Antoine (année d'externat 1888), et à M. Empis (année d'externat 1889).

Nous ne saurions trop remercier M. le professeur Pinard pour l'intérêt qu'il nous a porté pendant le cours de nos études.

Que M. le professeur Hayem qui nous a fait l'honneur d'accepter la présidence de notre thèse, daigne agréer nos plus sincères remercîments.

CHAPITRE PREMIER

Historique.

Le benzoate mercurique a été employé pour la première fois par Stoukowenkoff (1) de Kiew, en 1888. Il a été ensuite expérimenté à Paris par MM. Balzer et Thiroloix (2) à l'hôpital Lourcine. Nous donnerons plus loin les résultats que ces divers auteurs ont obtenus. Si nous voulions nous en tenir à l'exposé historique de ce seul composé mercuriel, notre chapitre s'arrêterait là, mais il nous a paru utile, pour faire mieux ressortir les avantages comme les inconvénients, que nous n'avons certes pas l'intention de dissimuler, de la méthode de mercurialisation par les sels solubles, de donner un aperçu des résultats acquis par ceux qui ont essayé divers autres sels mercuriques en injection.

Hebra (3) à Vienne et Hunter en Angleterre sont les premiers auteurs qui aient employé les injections de sublimé en 1860. Ils n'obtinrent que des résultats peu encourageants qui furent publiés par Zeissl en 1864.

Scarenzio de Pavie (1864) sans connaître les tentatives

(1) Stoukowenkoff. Brochure, Kiew, 1888.

(2) Balzer et Thiroloix. Médecine moderne, 1890, n° 3.

(3) Sibilat. Th. doct., Paris, 1888.

antérieures essaye d'appliquer au traitement de la syphilis les injections de sels de mercure insolubles.

Craignant que le sublimé ne déterminât la gangrène des tissus, il préféra employer le calomel et obtint d'assez bons résultats, malgré les nombreux abcès qui résultaient de ses injections. En 1868 Scarenzio et Ricordi publient dans un mémoire couronné par la Société des sciences médicales de Belgique les résultats qu'ils ont obtenus avec le calomel et le sublimé. Pour eux le calomel est préférable, parce que les injections sont moins fréquemment renouvelées. Berkeley Hill traite en 1864 la syphilis en injectant 2 fois par jour 1/2 centigr. de sublimé. Par cette méthode, dit-il, on obtient un effet curatif avec de petites doses.

En 1867, M. Hardy, conseillé par Lewin, pratique suivant sa méthode quelques essais à l'hôpital Saint-Louis, mais ne continue pas ce mode de traitement.

Liégeois au contraire expérimenta en grand son procédé à Lourcine.

Liégeois injecte deux grammes par jour de la solution suivante :

Eau distillée.................	90 gr.
Sublimé.....................	0.20
Chlorhydrate de morphine.....	0.20

Ce qui donne une dose totale de quatre milligrammes et demi de sublimé par jour. L'injection est faite sur le derme et pansée au collodion. La douleur est faible, les ulcérations rares.

La stomatite s'est présentée 4 fois sur 218 cas. Elle

est survenue après 2, 4, 14 et 25 injections, mais elle a rapidement cédé au chlorate de potasse. Il faut en moyenne 37 injections pour le traitement complet.

Liégeois pense que son procédé est meilleur que celui de Scarenzio qui donne des abcès extrêmement fréquents.

La méthode de Lewin produit des indurations persistantes, du gonflement, de la douleur, des abcès. La stomatite est fréquente (40 0/0 chez les femmes, 35,5 0/0 chez les hommes), les récidives sont plus fréquentes.

La méthode ne demande, il est vrai, que 15 à 20 jours de traitement, ce qui pour Liégeois est un inconvénient, car d'après lui les récidives sont plus fréquentes lorsque les accidents ont disparu rapidement.

Pour Stohr l'emploi des injections sous-cutanées de sublimé, pour la guérison des accidents de la syphilis, est la méthode de traitement la plus surfaite et la moins praticable qui ait été employée.

Nous avons tenu à mentionner les essais faits avec le sublimé, dont l'action est intense sur tous les tissus. Plus un sel a d'action sur l'albumine, plus il provoque de troubles sur les tissus et par suite des douleurs. *On peut même dire que celles-ci sont en raison directe du pouvoir coagulant du sel injecté.*

M. Aimé Martin est le premier médecin qui en France ait fait usage des injections sous-cutanées dans le traitement de la syphilis. Le premier malade de M. Aimé Martin était atteint d'affections secondaires de la peau et des muqueuses depuis deux ans. Il avait pris sans succès 200 pilules de protoiodure de mercure sans améliorer notablement son état. Au moment où on le mit en traitement il avait la poitrine, les bras et la partie supérieure du dos couverts de papules. Le malade avait en outre de l'alopécie, des papules dans la paume des mains et la plante des pieds, des plaques muqueuses laryngées et anales. M. Martin fit une sol ution de biiodure de mercure à 4 pour 1000 et y ajouta de l'iodure de potassium pour obtenir en quantité à peu près égale. Les injections amenèrent la guérison en 15 jours.

M. Martineau à l'hôpital Lourcine a pendant plusieurs années employé les injections sous-cutanées de sels mercuriels dans le traitement de la syphilis. Partisan absolu de l'administration discontinue mais prolongée pendant quatre ans au moins du mercure, il préfère, pour être certain que le médicament est pris par les malades et pour aller plus vite, les injections hypodermiques aux autres modes de mercurialisation. La voie stomacale, dit-il, présente l'inconvénient de donner lieu à de nombreux accidents (salivation, inflammation gastro-intestinale) qui nécessitent son interruption et qui parfois sont tels que les malades ne peuvent suivre la médication mercurielle. Pour lui les frictions n'ont pas l'action énergique des injections hypodermiques. Celles-ci constituent le meilleur mode d'administration des préparations mercurielles. Avec elles le médecin connaît absolument les doses de mercure introduites dans l'économie. Il est assuré que le malade suit exactement son traitement, que les manifestations syphilitiques cèdent promptement, que le traitement antisyphilitique a une action sûre et rapide, que la réapparition des accidents dus à la médication mercurielle, tels que salivation, inflammation gastro-intestinale, ne se produiront pas, que même les accidents les plus éloignés, tels que la mercurialisation, la cachexie, ne surviennent jamais. Dans plusieurs mémoires (France médicale, 1882, Société médicale des hôpitaux, 1881 et 1882), M. Martineau démontre la supériorité des injections hypodermiques, leur parfaite innocuité, leur action éminemment active. L'innocuité du mercure administré par la voie hypodermique est due à la rapidité d'absorption et d'élimination de l'hydrargyre, infiniment plus prompte que par la voie stomacale, et il ajoute : L'action du mercure administré par les injections hypodermiques est tellement prompte et efficace que tout accident syphilitique, quelle que soit sa gravité, son étendue, est enrayé rapidement. Chaque seringue de Pravaz contenait 10 milligrammes de sublimé, de sel soluble. Chaque syphilitique recevait en moyenne 30 injections. M. Martineau a traité par cette méthode 6,000 syphilitiques ; il est arrivé à un total de 180,000 injections.

A l'aide de ce puissant moyen, dit-il, le médecin ne craint plus les manifestations de la syphilis. Qu'elles soient superficielles ou profondes, qu'elles aient pour siège le système cutané ou muqueux, la trame interne des organes (cerveau, moelle épinière, poumons, foie, reins, cœur, artères, os), elles cèdent promptement à l'action des injections de peptone mercurique. Le médecin a donc à sa disposition une médication énergique, prompte et efficace ; aucune autre ne peut lui être préférée et comparée. Leur action est si prompte qu'au bout de 9 à 15 jours l'amélioration se montre toujours. M. Martineau a traité ainsi toutes les manifestations de la syphilis (albuminurie, même) acquise et héréditaire. Les injections hypodermiques de peptone mercurique ammonique constituent donc la vraie méthode de l'administration de la médication mercurielle. Pendant trente jours il emploie les injections, puis les manifestations disparues, il revenait à la voie stomacale. Nous trouvons sur le même sujet les thèses de Maugell (1882) et Gaillard (1880). Nous avons tenu à donner longuement les résultats obtenus par M. Martineau, car les expérimentateurs des divers sels mercuriels solubles ont eu surtout en vue de supprimer les inconvénients du sublimé toujours, quoi qu'en dise le pronateur de la peptone mercurique, extrêmement douloureux. Cet élément douleur semble l'avoir peu préoccupé ; *il est cependant capital dans l'espèce.* La peptone mercurique ammonique est encore employée dans la pratique civile. Nous avons eu l'occasion de voir à Lourcine quelques médecins qui avaient adopté pour quelques cas de syphilis avec lésions du tube digestif empêchant l'administration du mercure par cette voie, les injections de peptone mercurique ; tous insistaient sur la ténacité des douleurs, leur caractère d'intensité. Notre maître M. Balzer qui a eu l'occasion de les employer plusieurs fois, a toujours vu survenir ces douleurs considérables. Aussi est-ce sans nul doute à cet inconvénient considérable qu'est dû l'abandon d'une méthode qui a donné entre les mains de M. Martineau des résultats remarquables. Il suffit de lire les observations si nombreuses et si intéressantes qu'il a publiées pour se convaincre de ce fait.

M. Maugell en 1882 a consacré sa thèse inaugurale à

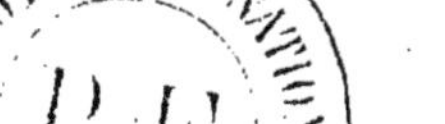

l'étude des injections de peptone mercurique ammonique. Il n'a fait que confirmer les bons effets d'une médication innovée par son maître. Pour être facilement adoptée et généralisée, la méthode des injections doit être très peu douloureuse, être très efficace et ne pas provoquer d'accidents généraux et locaux. Le benzoate de mercure nous paraît à cet égard l'emporter incontestablement sur la peptone mercurique ammonique.

Dans sa réponse à M. Balzer, qui avait à la Société médicale des hôpitaux fait une communication remarquable sur les sels mercuriels insolubles, M. Besnier a montré que la mercurialisation par la voie hypodermique comprend deux procédés distincts; dans l'un le mercure est injecté à l'état soluble et soumis à l'absorption immédiate, dans l'autre il est introduit à l'état insoluble, et livré aux éventualités des réactions bronchiques. Tous les deux répondent à des indications nettement distinctes; aucun d'eux n'est indispensable et ne peut prétendre s'imposer comme mode général de mercurialisation des syphilitiques, pas plus dans la pratique hospitalière que dans la pratique civile.

Les injections de mercure soluble se font surtout à l'aide du bichlorure et bicyanure, des peptonates et du formiamide; leur technique et leur pratique sont nettement fixées. Pour M. Besnier, si les injections hypodermiques ne sont pas adoptées, c'est parce qu'elles ne sont qu'un excellent procédé de mercurialisation aiguë et instantanée, applicable à certaines lésions, à certains sujets, mais sans objet et sans justification. Dans la majorité des cas de syphilis vulgaire pour lesquels la médication hypodermique peut être appliquée de la manière la plus énergique et la plus parfaite, une série nombreuse d'autres procédés, aussi efficaces et moins traumatiques permet d'obtenir la mercurialisation.

Lorsque le mercure a été injecté dans les tissus, il diffuse avec rapidité, se présente presque en même temps aux émonctoires et s'échappe par toutes les voies d'élimination, biliaire, rénale, salivaire, intestinale, etc... ; il ne se passe pas vingt-quatre heures que les tissus n'en conservent déjà plus assez pour être impropres à la germination syphilitique; aussi est-il nécessaire de renouveler sans cesse l'imprégnation sans trêve ni merci, par des injections quotidiennes. Aussi, quoiqu'il en soit peu partisan, estime-t-il que les sels insolubles valent mieux. On ne crible d'abord pas le malade de piqûres et il est soumis sans cesse à l'influence du mercure; mais elles ne valent pas mieux que tous les autres modes de mercurialisation.

Tous ces reproches faits à la méthode de Scarenzio sont-ils justifiés? Nous ne le croyons pas. Le nombre des piqûres, si elles sont peu ou pas douloureuses importe peu. Ce qu'il ne faut pas perdre de vue, ce qui doit peser d'un immense poids pour l'adoption ou le rejet de cette méthode, c'est la rapidité d'action. Or, jusqu'ici chaque auteur, chaque expérimentateur a plutôt une impression personnelle que des arguments basés sur des statistiques des différents traitements. Il n'a pas été fait d'essais comparatifs, si difficiles, il est vrai, à instituer.

Les auteurs allemands, italiens et français qui ont employé pendant plusieurs années les injections hypodermiques sont unanimes à vanter la supériorité des injections au point de vue de l'efficacité, de la rapidité d'influence sur les autres modes de mercurialisation. La voie stomacale, lorsqu'elle est praticable, donne sans doute et presque toujours d'excellents résultats, mais au bout de combien de temps. Ils ne sont pas rares les malades qui prennent leurs deux pilules de Dupuytren pendant soixante jours et plus pour des manifestations sans gravité (nous parlons de ce que nous avons vu à Lourcine). On comprend facilement que dans ces conditions il soit raisonnable, humain même (n'est-on pas allé jusqu'à traiter de barbares les adeptes de la méthode de Scarenzio-Smirnoff) de chercher une méthode plus rapide de mercurialisation : les expériences tentées chaque jour trouvent ainsi leur entière justification.

Un grand nombre de sels mercuriques ont encore été employés en injection : ce sont le bicyanure, des peptonates, des albuminates, du formiamide. Ils ont été étudiés par un grand nombre d'auteurs, entre autres Gourgues (1), Lasègue (2) et Streitz (3). Tous les formulaires actuels contiennent les formules données par les auteurs qui les ont préconisés. Nous croyons donc inutile d'insister. Tous, d'une façon générale, sont douloureux, mais ont donné des résultats excellents au point de vue de la disparition des manifestations de la vérole. Quelle est leur influence sur la marche de la maladie, sur la fréquence des récidives ; nous n'avons trouvé que des remarques très incomplètes sur ce sujet. Tous les auteurs de plus

(1) *Bulletin de thérapeutique*, 1882, p. 49, t. II.
(2) Lasègue. *Archives générales de médecine*, 1866.
(3) *Archives de médecine navale*, 1869.

ne mentionnent pas à quelle époque et pendant combien de temps leurs malades ont subi la médication mercurielle par les voies digestives, ce qui nous semble avoir en l'espèce la plus haute importance pour l'institution et l'adoption d'une méthode thérapeutique.

Au congrès de Prague (1), à la suite des communications de Wladimir Lukasiewiez, assistant de Kaposi, sur plusieurs cas d'intoxication mercurielle à la suite des injections sous-cutanées et intra-musculaires d'huile grise, et de Zeising de Breslau sur les doses toxiques des différentes préparations mercurielles, une discussion sur les injections solubles et insolubles s'est engagée. Tous ceux qui y ont pris part ont vanté l'efficacité de la mercurialisation par la voie hypodermique et ses avantages sur les autres modes de traitement. La méthode n'est pas parfaite : il est indéniable que plusieurs accidents se sont montrés après l'emploi des injections, mais ils ne dépassent pas en nombre et en intensité ce qu'on observe ordinairement à la suite des autres méthodes (frictions, pilules, etc.). Neisser a soumis 800 personnes au traitement complet par le thymate, le salicylate mercurique et l'huile grise et il n'a observé qu'un cas de diarrhée douloureuse, non dysentériforme. Dans un autre cas à la suite d'une injection faite dans la veine selon toutes probabilités, le malade fut pris de dyspnée, de douleurs épigastriques, d'érythème qui disparurent quelques heures après. Le salicylate mercurique ne provoque

(1) Verhandlungen der Deutschen dermatologischen gesellschaft. Erster Congress gehalten zü Prag., 10-12 juin 1889.

que peu de phénomènes locaux : aussi peut-on l'employer dans la pratique privée et obtenir avec lui des guérisons complètes. Ce sel est soluble dans l'eau si on ajoute une faible quantité de carbonate de soude.

Herxheimer a aussi employé les injections de salicylate mercurique. Il a rejeté le calomel et l'oxyde jaune à cause des douleurs très considérables que ces sels employés en injection provoquent trop souvent. Sur 230 injections de salicylate mercurique faites à 38 personnes, on n'a observé que deux fois un infiltrat notable et une seule fois des douleurs violentes. Epstein sur 42 cas traités par le salicylate mercurique n'a observé que trois fois des troubles intestinaux légers et deux érythèmes polymorphes. Les excellents résultats qu'il a obtenuschez l'adulte l'ont engagé à employer le salicylate mercuri que dans la syphilis infantile. Il n'a eu qu'à se louer de cette pratique. Les enfants supportent en effet admirablement les injections mercurielles qui ne provoquent chez eux que des effets locaux tout à fait insignifiants.

Petersen qui avait vu les mauvais effets des frictions employées à l'hôpital, le nombre considérable de stomatites qui les suivaient, s'est montré tout à fait partisan des injections mercurielles qui constituent un traitement hors de pair pour les services hospitaliers. Sur 1,300 cas, 500 traités par le calomel, 500 avec l'oxyde jaune et 300 avec le salicylate de mercure, les résultats ont été les suivants. Le calomel a donné 20 0/0 de stomatites ; avec l'oxyde jaune on est arrivé à un nombre insignifiant d'accidents et après l'emploi du salicylate on n'a plus eu de stomatite. Il signale deux cas rares d'insomnie qui se sont montrés la nuit qui a suivi l'injection.

Doutrelepont, Hahn, Lesser et Pick ont aussi insisté sur les avantages des injections.

M. Happel a employé le phénate de mercure. 18 malades ont reçu 296 injections. La dose injectée était de 2 centigr. et l'injection était répétée en moyenne tous les jours. Le traitement comportait une moyenne de 15 injections faites dans l'espace d'un mois. Jamais d'abcès, fréquemment petits noyaux douloureux aux points d'injection. La stomatite peut être évitée facilement. Chez plusieurs femmes, on a observé des malaises, des frissons, de la céphalalgie. L'action thérapeutique a toujours été parfaite ; il s'agissait dans tous les cas de syphilis secondaire.

(1) Happel. *Revue des sciences médicales*, juillet 1889.

CHAPITRE II

Préparation du Benzoate de mercure. Technique de l'injection.

L'oxybenzoate de mercure se présente sous l'apparence d'un sel blanc, cristallisé, sans odeur ni saveur, à réaction acide, peu soluble dans l'eau et dans l'éther, soluble dans l'alcool. Stoukowenkoff l'a fait préparer par Brandt à Kiew et l'a employé dans plus de 300 cas de maladies vénériennes, chancres mous, blennorrhagies, syphilis. Pour la syphilis il a employé une solution de 0,25 pour 30 avec addition de 0,06 de chlorure de sodium : il injectait chaque jour une seringue de Lewin entière dans la fesse. En ajoutant 0 gr. 12 de chlorhydrate de cocaïne à la solution l'injection n'était pas douloureuse. Des recherches multipliées ont permis de retrouver le mercure dans l'urine dès le premier jour. A Lourcine on a suivi les indications données par cet auteur et employé une solution contenant 0,30 de benzoate mercurique, 0,15 de chlorhydrate de cocaïne et 40 gr. d'eau distillée. Mais comme cette solution ne reste pas limpide et qu'il se fait un rapide dépôt blanchâtre au fond du flacon, précipité composé de cocaïne et du sel mercuriel, on est forcé pour avoir sans cesse une solution parfaitement titrée de faire préparer le médicament en quantité suffisante pour quelques jours seulement. Cet inconvénient est minime et presque négligeable à l'hôpital, mais il acquiert dans la pratique privée une importance telle qu'on serait dans ces cas obligé de n'employer que des solutions non cocaïnées qui restent par contre inaltérables. Les injections sont dans ce cas un peu douloureuses, mais cette douleur n'atteint jamais l'intensité qu'elle présente à la suite des injections de peptone mercurique ou de sublimé. Nous avons fait à ce sujet plusieurs expériences comparatives qui nous ont convaincu en faveur du benzoate.

M. Joly, interne en pharmacie du service, a bien voulu nous remettre la note suivante sur le mode de préparation du benzoate de mercure.

Pour préparer ce sel on a employé la formule donnée par Lieventhal (Pharm. ztschr. f. Russl., 1889). On prépare séparément les deux solutions suivantes :

I.	Oxyde mercurique......	125 gr.
	Acide azotique (D = 1,20).	250 —
	Eau distillée...........	4000 —
II.	Benzoate de soude......	188 —
	Eau distillée...........	4000 —

On mélange peu à peu ces deux solutions en agitant constamment avec une baguette de verre. Il se forme un précipité blanc, volumineux, qu'on recueille sur une toile et qu'on lave à l'eau distillée jusqu'à ce que cette eau ne donne plus les réactions de l'acide azotique. Le précipité séché à l'étuve se présente sous forme d'une poudre blanche, légère, complètement insoluble dans l'eau, soluble à chaud dans une solution de chlorure de sodium.

C'est en se basant sur cette propriété que le Dr Stoukovenkoff a pu donner la formule suivante qu'il emploie en injections hypodermiques :

Benzoate mercurique..............	0,30
Chlorure de sodium..............	0,10
Chlorhydrate de cocaïne.........	0,15
Eau distillée.....................	40

Cette formule donne une solution limpide, mais qui au bout de quelques heures laisse déposer une poudre blanche cristallisée ; ce résultat pouvait être prévu à priori, la plupart des alcaloïdes étant précipités par les sels mercuriques. Chose remarquable, le dépôt se fait très lentement et se continue très longtemps; ainsi une solution filtrée, après 15 jours de préparation, et alors qu'elle avait déjà donné un dépôt abondant, a continué à déposer. Pour démontrer que le précipité qui se forme est bien dû à la présence de la cocaïne, on a préparé une autre solution avec la même formule, mais sans cocaïne; après un mois de préparation cette solution n'a donné aucun dépôt.

Il était intéressant de connaître la quantité de mercure contenue dans la solution de benzoate mercurique cocaïné après avoir laissé cette solution déposer un certain temps. On a opéré sur 10 c. c. d'une solution cocaïnée préparée depuis 15 jours, et comparativement sur 10 c. c. d'une autre solution non cocaïnée.

Chaque prise d'essai a été additionnée d'un peu d'eau régale et évaporée à sec, puis reprise par un peu d'eau acidulée par l'acide nitrique et amenée à occuper un volume de 50 c. c. par addition d'eau distillée ; on a fait passer bulle à bulle pendant douze heures dans chacune des deux solutions ainsi obtenues un courant d'hydrogène sulfuré. Les précipités ont été recueillis sur des filtres tarés, lavés à l'eau distillée et séchés dans le vide sur l'acide sulfurique ; enfin on les a lavés au sulfure de carbone pour enlever le souffre pouvant être contenu dans chaque précipité. Après dessiccation nouvelle les précipités ont été pesés. Les résultats obtenus ne sont pas certes d'une exactitude mathématique, car on sait que lorsqu'on fait passer un courant d'hydrogène sulfuré dans une solution mercurique le précipité qui se forme n'est pas bien défini ; mais je ferai remarquer que les deux solutions sur lesquelles on a opéré étaient dans des conditions identiques et que tout au moins les résultats qu'elles ont donnés sont comparables.

Ainsi après 15 jours de préparation la solution de benzoate mercurique cocaïnée a perdu les 2/5 de son mercure ; le dépôt continuant à se produire il doit arriver un moment où la solution ne contient plus que des traces de mercure.

Si l'on veut conserver cette formule il est donc absolument nécessaire de se servir d'une solution récente, autrement on opère avec un médicament mal dosé.

Il serait à désirer qu'une formule meilleure fût donnée car le benzoate de mercure employé en injections hypodermiques paraît être très bien absorbé. Pour le démontrer on a pris 500 c. c. d'urine d'une malade de la salle Cullerier à laquelle on avait fait une injection ; dans cette urine on a recherché le mercure par le procédé de Witz ; on a obtenu facilement un anneau d'iodure mercurique bien caractéristique.

Enfin, fait important à noter, le benzoate mercurique avec l'albumine du blanc d'œuf ne donne toujours qu'un léger précipité. Cette faible action coagulante du benzoate explique le peu de réaction locale qu'il provoque au sein des tissus dans lesquels il est injecté et par suite le peu d'intensité des douleurs. Ne coagulant pas l'albumine des éléments anatomiques des liquides qui les baignent et la myéline des nerfs, il ne donne par suite naissance à aucun infiltrat, à aucune douleur, tandis que le sublimé qui présente une action énergique sur l'albumine provoque des nécroses, des abcès et des douleurs parfois intolérables.

Lieux des injections. — L'injection peut être pratiquée partout où il existe un tissu cellulaire sous-cutané lâche et abondant, partout où il est facile de faire un pli à la peau, toute la région dorso-lombaire, la région axillaire, les hypocondres; chez les personnes maigres il existe enfin de chaque côté en arrière du grand trochanter une large dépression qui descend verticalement. A cet endroit le tissu cellulaire sous-cutané est si abondant et si lâche, que la peau se laisse aisément pousser de côté et d'autre sur l'aponévrose, elle se laisse même plisser. Plus en arrière et plus bas sous les fesses, le tissu cellulaire tendu par la graisse prête moins et la peau est plus adhérente à l'aponévrose. Sur les membres inférieurs où les tractus connectifs de tissu cellulaire sous-cutané sont plus épais encore et fortement bridés par les amas adipeux, les injections ont toujours été douloureuses. Aussi les malades auxquelles de telles injections furent faites, demandèrent-elles à ce que les piqûres fussent faites de nouveau dans le dos. Aux membres supérieurs, les injections provoquèrent un léger œdème qui dura toujours un ou deux jours. Au ventre, à la ceinture elles ne furent que douloureusement tolérées. Nous avons ainsi exploré toutes les parties du corps afin de bien déterminer les endroits où la douleur fut minima et aussi surtout pour nous rendre compte s'il était possible que le malade pût se faire les injections lui-même. A la rigueur dans les hypocondres et la ligne axillaire cela pourrait se faire, mais il faut préférer la région dorso-lombaire, éviter toutes les régions où le tissu cellulaire est rare, le haut du dos principalement, car alors la peau tendue par la quantité assez considérable du liquide injecté devient douloureuse.

Dans la région dorsale chez les femmes maigres ou modérément grasses le tissu cellulaire est lâche, aussi la masse injectée peut-elle se répartir avec la plus grande facilité sans occasionner une tension de la peau. Cette absence de tension de la peau réduit la douleur au minimum et le foyer de l'injection n'est pas exposé à une pression soit que le malade soit assis, ou couché sur le dos. Il n'en est pas de même chez les personnes grasses, à pannicule adipeux riche : le tissu cellulaire est rempli de graisse, on ne peut que difficilement soulever la peau de l'aponévrose et la plisser. La masse injectée refoule violemment les tissus, soulève, tend la peau et agit d'une façon plus irritante localement. Aussi n'est-il pas rare d'observer chez de telles personnes des infiltrats qui, dans tous les cas, n'ont eu qu'une existence passagère. Avant donc que de commencer le traitement par les injections de benzoate de mercure, il sera possible de dire si oui ou non on aura des douleurs, des infiltrats, rien que par l'examen de la peau. Est-elle souple, facilement plissable, glisse-t-elle parfaitement sur les tissus sous-jacents, vous pouvez être assuré que le liquide injecté ne donnera lieu, si on prend toutes les petites précautions que nous indiquerons plus loin, à aucun accident local. A-t-on au contraire affaire à une peau épaisse, grenue, difficilement plissable, il faudra pour éviter les réactions locales faire l'injection très doucement et s'éloigner de la face profonde du derme qui s'indure avec rapidité dès qu'il est touché. Dans tous les cas, il faudra éloigner aussi peu que possible les injections les unes des autres afin de se ménager le terrain. Faire l'injection un jour à droite, le lendemain à gauche et ainsi de suite afin de permettre à la malade de varier son décubitus latéral et laisser le temps à la petite douleur qui suit l'injection de s'éteindre. On a pu ainsi faire 49 injections à une même malade sans observer aucune gêne dans les mouvements, dans les divers décubitus. La région dorsale de l'angle inférieur de l'omoplate à la ceinture est la région d'élection pour les injections. On y trouve toutes les conditions favorables pour éviter les accidents locaux.

Seringue. — On se servira de la seringue ordinaire de Pravaz, montée en caoutchouc rouge. Les aiguilles seront toujours bien acérées. Le benzoate de mercure corrode rapidement la pointe, aussi faudra-t-il les changer fréquemment. Aussitôt en effet que la pointe de l'aiguille est émoussée, on éraille le derme, on produit des foyers ecchymotiques et les douleurs sont des plus vives, tandis qu'avec une aiguille neuve la piqûre peut être faite si rapidement que la malade ne ressent rien. Pour le dos l'aiguille ordinaire suffira, mais pour les injections faites à la fesse derrière le grand trochanter, il sera préférable d'employer les longues aiguilles qui servent à faire les injections intra-musculaires. Ici le tissu cellulaire est habituellement, surtout chez les femmes, tellement épais, qu'il suffira d'enfoncer l'aiguille obliquement pour être assuré qu'on n'a pas pénétré dans le muscle.

Injection. — Quelle que soit la région adoptée pour la pratique des injections, il faudra toujours pour éviter la face profonde du derme faire un pli cutané assez accusé et enfoncer l'aiguille de Pravaz à la base de ce pli. Toutes les fois en effet que l'aiguille insuffisamment plongée dans le tissu cellulaire sous-dermique a permis au liquide de toucher le derme, on a des douleurs assez vives non seulement immédiatement après la piqûre, mais même pendant quelques jours. Des nodus même peuvent se former à la suite de ces injections défectueuses. Lorsque le tissu cellulaire sous-cutané est peu considérable, ce qui arrive toujours chez les personnes à peau fine, le liquide injecté soulève la peau, forme une sorte de noyau limité par le tissu conjonctif refoulé. Pour le faire disparaître immédiatement, il sera bon de faire de légères pressions avec le bout des doigts, puis des frictions avec la paume de la main. Toujours nous avons vu ces manœuvres faire disparaître les collections ainsi formées. Jamais il n'y a eu de douleurs à la suite.

Quantité. — Tous les jours on injecte une seringne pleine et une demi-seringue, ce qui fait à peu près un centigramme de benzoate de mercure. La quantité de cocaïne injectée est négligeable et ne peut dans tous les cas suffire à habituer les malades à ce médicament. Ainsi administrée, elle ne peut avoir qu'un effet local, sans retentissement possible sur l'état général.

Pour Rosenthal et Petersen, il est de toute nécessité d'examiner les urines des malades soumis au traitement mercuriel, pour se rendre compte de l'élimination certaine, continue du médicament introduit sans interruption dans l'économie. Cette recherche du mercure peut n'être faite qu'une fois par semaine. Malheureusement s'il est encore possible dans un service bien organisé de faire faire des analyses qualitatives toujours longues et assez difficiles, il nous manque encore aujourd'hui une méthode usuelle, sûre, pour les recherches quantitatives du mercure éliminé par les urines. Il est certain qu'une bonne partie du médicament donné s'élimine par l'urine, qu'une faible partie reste dans les tissus qu'il imprègne lentement, et que la bile, la salive, les sucs intestinaux n'en contiennent que des traces. De telles recherches faites sur les urines seraient fécondes en résultats pratiques pour le choix, l'administration (quantité, durée du traitement, mode d'introduction) de tel ou tel composé mercuriel.

Effets locaux. — Au moment de l'injection nulle douleur. Si l'aiguille n'a pas sa pointe émoussée, ce qui arrive assez vite si on n'a pas soin de la tremper immédiatement après l'injection dans l'eau boriquée ou phéniquée pour enlever la solution mercurielle corrodante, la douleur de la piqûre elle-même est toujours légère et fugace chez les personnes maigres ou modérément grasses, car leur peau est peu épaisse et facilement plissable. Ce n'est que quelques heures après que les malades ressentent une tension pénible au niveau du foyer de l'injection. Cette douleur est toujours facilement supportable, si on a eu soin de s'éloigner de la face profonde du derme. Son intensité est très variable. Dans l'immense majorité des cas elle est nulle. Parfois elle est moyenne, supportable, n'empêche pas les malades de dormir sur le côté où on a fait l'injection. Elle reste en général localisée et ce n'est que dans les injections faites dans l'hypocondre, la cuisse, l'épaule qu'elle s'irradie au loin. Cette douleur spontanée n'a duré que très rarement 24 heures. Lorsque des infiltrats se forment, elle persiste au contraire longtemps et c'est dans ce cas que nous avons eu recours au massage, aux douches sulfureuses pour les dissiper. Le lieu de l'injection reste sensible à la pression pendant quelques jours. Si on a intéressé un vaisseau, il se forme une ecchymose qui ne disparaît que lentement.

Lorsque l'injection a été nettement sous-dermique. la palpation est muette : on ne sent aucun nodus. La peau ne présente aucune altération.

Les infiltrats, les nodosités observées chez quelques malades ont toujours été le résultat d'une injection faite trop précipitamment dans le derme. Elles ont disparu assez rapidement sans jamais donner naissance à un accident quelconque. On n'a observé ni abcès, ni lymphangite, ni adénite, ni érysipèle.

Lorsqu'on emploie la solution non cocaïnée, il y a toujours un léger picotement, une légère douleur qui n'est dans tous les cas nullement comparable à celle que provoque l'injection de peptone mercurique. Plusieurs fois nous avons fait comparativement des injections de benzoate et de peptone mercurique. Tandis que cette dernière provoque une douleur qui prend naissance au moment de la piqûre même pour se continuer pendant plusieurs heures, la première toujours indolore au moment où on la fait ne provoque de légers phénomènes réactionnels que quelques heures après.

Effets généraux. — La stomatite n'a jamais été qu'ébauchée. Lorsque les gencives devenaient douloureuses, rouges (fait curieux, ces phénomènes ont toujours été localisés aux incisives inférieures), on cessait le traitement un ou deux jours, et tout disparaissait. Il est donc facile de tâter la susceptibilité du sujet. Continuer les injections quotidiennes tant que les manifestations ne sont pas disparues, arrêter à la limite de la tolérance, au premier agacement gingival. Nous n'avons vu ni troubles gastriques ou intestinaux.

Indications. — On peut employer le benzoate de mercure dans la grande majorité des cas de syphilis. Il n'est pas besoin comme pour les préparations insolubles que les malades aient les dents en assez bon état. La grande objection que l'on peut faire à ce mode de traitement est le grand nombre de piqûres nécessaires pour obtenir une guérison complète dans les cas intenses Les malades ne s'habituent qu'à regret à cette pratique quotidienne. Ce qu'elles redoutent le plus en effet n'est pas l'endolorissement passager que provoque l'injection, mais la douleur assez vive qu'amène la ponction de la peau avec l'aiguille de Pravaz.

Le benzoate de mercure répond à des indications déterminées. Lorsque l'état de la bouche et des voies digestives interdit les injeciions de sels insolubles et la médication interne, on a en lui un moyen sûr, énergique de faire pénétrer du mercure dans l'organisme. La réaction locale que son introduction au sein du tissu cellulaire provoque est très faible, de telle sorte qu'il est permis de faire aux malades dans un espace restreint un grand nombre de piqûres. En même temps qu'on pratiquera les injections, il sera bon de donner le sirop de fer ioduré, les bains sulfureux ; l'alimentation sera surveillée. Il n'y a pas de forme de la syphilis où le benzoate ne puisse être employé. Nous n'avons pas eu l'occasion de l'employer dans la syphilis tertiaire, la syphilis cérébrale et oculaire. Elles nous paraissent indiquées dans ces cas lorsqu'on ne peut se servir d'un autre mode de mercurialisation.

Contre-indications. — Chez les personnes très grasses dont la peau ne supporte pas le moindre traumatisme sans réagir vigoureusement, il faudra mieux s'abstenir. Les douleurs seraient ici trop considérables pour permettre un traitement longtemps continué. Dans le cas de syphilides miliaires généralisées, de plaques muqueuses de la langue, des lèvres, récidivant avec grande facilité et rebelles au traitement général et local pendant plus d'un mois, le benzoate sera rejeté. On sait avec quelle ténacité ces manifestations de la vérole résistent à tous les traitements, et nous citons à la fin de notre thèse une observation de syphilides miliaires qui ont résisté à 45 injections de benzoate de mercure, un mois de pilules de Dupuytren et deux injections d'huile grise benzoïnée (4 divisions de la seringue de Pravaz, c'est-à-dire 6 centigr. de mercure pur chaque fois). Dans les cas d'albuminurie, de tuberculose pulmonaire, où il faut conduire le traitement mercuriel avec une extrême prudence, les pilules et surtout l'iodure de potassium trouveront mieux leur emploi.

Le benzoate de mercure a pour avantages de n'avoir aucune action directe sur les voies digestives et sur la peau, d'être absorbé rapidement et d'avoir une influence énergique sur les manifestations syphilitiques. Lorsqu'il est nécessaire de recourir aux injections solubles, il offre plus de sécurité que tous les autres sels expérimentés jusqu'aujourd'hui. Son immense inconvénient est la répétition quodidienne des injections. On avait surtout en vue, lorsqu'on a commencé à expérimenter le benzoate, d'obtenir une solution que le malade pût s'injecter lui-même. On a vu d'après ce que nous avons longuement exposé qu'il ne remplit pas ce desideratum. Les injections faites aux membres, à l'abdomen sont en effet trop douloureuses, ou du moins plus pénibles que celles pratiquées dans la région dorsale.

CHAPITRE III

Résultats généraux. Action thérapeutique sur les accidents de la syphilis.

Les essais qu'a faits Stoukowenkoff lui ont montré que la roséole disparaissait après une ou trois injections ; qu'il en fallait de 6 à 15 pour les papules, 8 à 20 pour les tubercules, 12 à 24 pour les gommes. Le mercure apparaissait dans l'urine plus tôt qu'avec l'injection de calomel ou d'oxyde jaune de mercure. Nos observations tout en confirmant les bons effets du benzoate sur les accidents de la syphilis sont loin d'être aussi satisfaisantes au point de vue du nombre des injections. Nous avons vu faire et fait nous-même 340 injections à 14 malades. Chaque malade a reçu en moyenne de 15 à 22 injections. Dans deux cas de syphilis grave nous avons vu faire jusqu'à 46 injections : on trouvera plus loin les détails de ces observations intéressantes. Dans l'une qui se termina par la guérison, il s'agit d'une syphilis ulcéreuse généralisée chez une femme atteinte d'adénites tuberculeuses de la région sous-maxillaire remontant à l'enfance, sans lésion pulmonaire tuberculeuse cependant. Dans le second cas on dut ou plutôt on aima mieux abandonner les injections de benzoate de mercure. La malade avait été soumise avant son entrée à l'hôpital à un traitement spécifique par les pilules qui n'avaient en aucune façon amendé les lésions cutanées. Elle présentait des syphilides papulo-squameuses et papulo-croûteuses généralisées. Au bout de 30 injections il ne restait plus que des macules fortement pigmentées à la place des lésions papuleuses anciennes. Pendant une dizaine de jours les lésions restent en cet état; puis on voit survenir au niveau de chaque macule des papules miliaires. En face de manifestations aussi rebelles à tous les traitements, on craignit d'être obligé d'employer un trop grand nombre d'injections. De plus, à force d'être traversé par les aiguilles de la seringue de Pravaz, le dos était devenu douloureux. Pour toutes ces raisons, on mit la malade aux pilules de Dupuytren. Quinze jours ne s'étaient pas passés qu'il survenait une nouvelle poussée de syphilides miliaires sur le corps et de papules squameuses à la face. On fit alors une piqûre d'huile grise de Lang. Les phénomènes n'ont rétrocédé que tout à fait lentement.

En résumé sur 14 malades traitées par le benzoate de mercure, on a eu 8 succès complets. Les malades sont sorties n'ayant plus traces des lésions constatées à l'entrée. Quatre ont quitté le service très améliorées. Une seule a refusé de continuer le traitement pour la raison suivante. Elle ne comprenait pas, disait-elle, qu'on lui fît une piqûre tous les jours, tandis que d'autres, privilégiées, n'avaient une injection que tous les 8 jours (huile grise). Cette malade, entrée avec de grosses papules hypertrophiques de la vulve, était en bonne voie de guérison au bout de 23 injections. Elle a alors été soumise aux pilules de Dupuytren. Un mois et demi après la cessation des injections de benzoate de mercure les lésions n'avaient que faiblement diminué. Cet exemple montre entre autres l'influence rapide du mercure lancé dans l'économie par la voie hypodermique. Un chancre induré avec œdème énorme de la grande lèvre sur laquelle il siégeait a complètement disparu après 15 injections. Une roséole a exigé vingt-cinq injections pour son effacement total. Tous les autres cas sont relatifs à des manifestations de la période secondaire (papules, plaques muqueuses, vulve, anus, bouche et pharynx). On ne peut que regretter que le benzoate n'ait pas été essayé sur une plus grande variété de manifestations de la syphilis. Mais ceci s'explique facilement. Dans le service de M. Balzer, comme dans tous les services de Lourcine d'ailleurs, on n'observe presque uniquement que les manifestations primitives ou secondaires de la vérole ; les cas de syphilis tertiaires sont infiniment rares. Il en est de même pour les affections viscérales, nerveuses et oculaires de la syphilis.

Le mercure injecté sous forme de benzoate de mercure est absorbé, mais comment se fait cette absorption ?

La pénétration du mercure dans les liquides de l'économie est révélée par deux ordres de faits : 1° l'existence du mercure constatée dans les urines des malades traités par les injections ; 2° la production possible de phénomènes généraux indicateurs d'une intoxication, d'une imprégnation de toute l'économie. La stomatite qui est le phénomène révélateur le plus fréquent et le plus rapide de cette intoxication et ne s'est jamais montrée ici qu'à l'état d'ébauche, mais toutefois suffisamment caractérisée pour indiquer qu'il fallait cesser tout traitement. L'existence du mercure dans l'urine a été constatée plusieurs fois par M. Joly, interne en pharmacie du service de M. Balzer, à un moment quelconque du traitement, dès le premier jour, dès les premières heures. L'absorption se fait donc avec une extrême rapidité. Il n'a pas été fait de recherches pour constater au bout de combien de temps après abandon des injections, il était encore possible de constater la présence du mercure dans les urines. Sous quelle forme le benzoate de mercure est-il absorbé ? Est-il décomposé en bichlorure au contact des chlorures de l'économie ou est-il absorbé et circule-t-il dans le sang en nature. Peu importe la théorie, le mercure est d'une façon certaine absorbé et absorbé très rapidement.

OBSERVATIONS

Observation I (personnelle)

Rag..., Camille, corsetière, 19 ans, entre le 26 septembre 1889, salle Natalis-Guillot, lit n° 14, dans le service de M. Balzer.

Père mort d'un cancer de l'estomac. Mère bien portante.

Antécédents personnels nuls. Ne peut dire à quelle époque remontent les premiers accidents. Les manifestations actuelles ont débuté il y a un mois. N'a suivi aucun traitement spécifique. Non alcoolique.

État actuel. — Syphilides papuleuses, papulo-squameuses disséminées sur tout le corps. Ganglions inguinaux. Légère alopécie. Plaques muqueuses (vulve, langue et amygdales). Ni albumine, ni sucre ; dents en assez mauvais état.

27 septembre. 1re injection de benzoate de mercure dans la région dorsale. Aucune douleur.

Une seringue de Pravaz et demie (un cent. de benzoate).

Le 28. Injection sans cocaïne. Cuisson immédiatement après l'injection. La douleur a persisté plusieurs heures.

Le 30. Injection sous-cutanée dans la fesse droite : douleurs passagères assez vives.

1er octobre. Reprise des injections dorsales. Amélioration très appréciable.

Le 6. Injection dans la région antéro-externe de la cuisse droite. Douleurs vives. Gêne dans la marche. Léger œdème au pourtour du foyer d'injection.

Le 14. Les injections dans la région dorso-lombaire sont parfaitement supportées. Légères douleurs au niveau des incisives inférieures, rougeur intense de la gencive. On supprime pendant 2 jours les injections. Toutes les papules sont disparues. Macules.

Le 16. Les phénomènes de stomatite ont complètement disparu. On reprend les injections.

Le 23. La malade sort. Il ne reste plus que des macules très faiblement pigmentées au niveau des lésions anciennes, si accusées. En somme : amélioration très grande.

Observation II (personnelle)

Henr..., Alice, 19 ans, fille de brasserie. Entrée le 26 septembre 1889, salle Cullerier, lit n° 11, service de M. Balzer.

Chancre il y a 3 mois. Roséole. Alopécie. Maux de tête. Appétit conservé ; état général assez bon. Excès alcooliques avoués. Soignée très irrégulièrement.

État actuel. — Syphilides hypertrophiques de la vulve, des plis génito-cruraux.

Ganglions inguinaux. Amygdales hypertrophiées et couvertes de plaques muqueuses. Syphilis pigmentaire du cou. Voix très enrouée. Ni albumine, ni sucre.

Mise aux piqûres de benzoate de mercure. Les piqûres faites au niveau de l'hypocondre ont toujours été douloureuses, même plusieurs jours après les piqûres. Léger empâtement au niveau de deux piqûres dorsales.

Dès la 7e piqûre les lésions avaient très notablement diminué.

Sort guérie le 8 octobre, après avoir eu onze piqûres. Pas trace de stomatite : il faut dire que les dents étaient en excellent état. Comme traitement local pour les plaques muqueuses bucco-pharyngées, on a employé le nitrate argent au vingtième.

Observation III (personnelle)

Jacq., Constance, 22 ans et demi, marchande des quatre saisons. Salle Cullerier, lit n° 35, service de M. Balzer. Entrée le 26 septembre 1889.

Alcoolique, non débilitée. Forces et appétit conservés. Règles régulières.

Soignée pour la syphilis en janvier 1889 dans le service de M. Quinquaud, à l'hôpital St-Louis. Elle en serait sortie très améliorée.

Actuellement, présente des plaques muqueuses vulvaires, avec œdème notable des grandes et petites lèvres. Vaginite légère. Aucune syphilide sur le tronc et les membres. Syphilides papulo-croûteuses larges à la face. Alopécie. Maux de tête. Ni albumine, ni sucre. Mauvaises dents.

Traitement. Injections de benzoate de mercure, faites dans la région dorsale. Chlorate de potasse. Sirop de fer.

2 octobre. Amélioration nette dans les lésions. Peu de douleurs. Pas d'infiltrats.

On a soin après chaque injection, pour éviter le soulèvement de la peau par le liquide injecté, de masser la région où elle vient d'être pratiquée.

Le 15. Syphilides faciales disparues. Vulve très améliorée. Sort.

Observation IV (personnelle)

Duv., Joséphine, 28 ans, entre le 1er octobre 1889, salle Natalis-Guillot, lit n° 12, service de M. Balzer.

Chancre vulvaire il y a 2 mois et demi. Traitée par les pilules.

Depuis 15 jours, plaques muqueuses vulvaires et syphilides hypertrophiques de la marge de l'anus sous la fourchette. Pas de roséole. Pas d'alopécie. Rien dans la cavité bucco-pharyngée. Phénomènes de l'ulcère simple stomacal (hématémèses répétées, mélæna, douleurs épigastriques avec point dorsal, accusées par l'ingestion des aliments et surtout l'administration des pilules ou sirops mercuriels, dédoublement du 2e bruit du cœur).

Traitement. — Piqûres de benzoate de mercure. La peau dorsale est souple et fortement plissable. Une des piqûres faite dans la fesse a été douloureuse. Toutes les autres, dorsales, ont été parfaitement bien supportées. Pas de phénomènes de stomatite. Ni infiltrat, ni ecchymose aux foyers des injections. Sort absolument guérie le 16 octobre 1889.

Observation V (personnelle)

Brêm., Émilienne, 23 ans, entre le 14 octobre 1889, salle Natalis-Guillot, lit n° 43, dans le service de M. Balzer.

Syphilis maligne précoce. Chancre de la vulve en mai 1889. Malgré un traitement immédiatement institué, roséole, alopécie. En juin syphilides ulcéreuses confluentes qui persistent à l'entrée de la malade à l'hôpital. Guérison avec 50 piqûres de benzoate de mercure.

Père mort phtisique. Mère bien portante. Sa sœur a eu comme elle des adénopathies tuberculeuses sous-maxillaires étant jeune.

Apparence strumeuse très prononcée. Pâle, maigre. Cicatrices nombreuses dans la région sous-maxillaire, provenant d'anciens foyers ganglionnaires tuberculeux évacués spontanément. A toujours été malade, souffreteuse. Ne tousse pas, pas de tuberculose pulmonaire ou articulaire. Ni alcoolique, ni rhumatisante, ni impaludique. Toujours bien nourrie, bien logée. Ne s'est point surmenée, dans ces derniers temps.

Réglée à 16 ans, toujours régulièrement. Pas d'enfants, pas de fausse couche.

En mai 1889 elle a vu apparaître sur la petite lèvre droite un bouton accompagné d'un œdème notable de cette petite lèvre. Puis sont survenus des maux de tête, de l'alopécie, des maux de gorge et une éruption maculeuse sur tout le corps.

A ces taches ont succédé en août des boutons recouverts de croûtes, surtout aux membres inférieurs, tandis que dans le dos et sur les reins il n'y a jamais eu que des papules. Les croûtes n'ont pas tardé à tomber et ont fait place à des ulcérations qui n'ont fait qu'augmenter jusqu'aujourd'hui. Traitée par les pilules de protoiodure d'hydrargyre.

État actuel. — La malade est extrêmement pâle, chlorotique, amaigrie. Les membres inférieurs, les jambes, les cuisses, sont recouverts de nombreuses ulcérations confluentes, qui ne laissent entre elles que de très petits intervalles de peau saine. Ces ulcérations varient de la grandeur d'une pièce de 20 centimes jusqu'à celle d'une pièce de cinq francs : toutes ont des bords nettement arrondis, quelques-unes par suite de la réunion de plusieurs ont des bords irréguliers, polycycliques. Ce ne sont pas des érosions, n'intéressant que l'épiderme et effleurant le derme, mais bien des ulcérations intéressant le derme assez profondément. Leur fond est jaunâtre, légèrement fongueux et saigne facilement, spontanément, dès que la malade fait quelques mouvements. Les bords sont comme taillés à l'emporte-pièce. Si l'on fait lever la malade, toute la circonférence des ulcérations prend une teinte livide, violacée. La plante des pieds présente des papules disséminées. Aux chevilles, sur le dos du pied les ulcérations sont moins accentuées que sur les jambes et les cuisses. Pas d'œdème des membres inférieurs. Aux hanches les ulcérations cessent et sont remplacées par des syphilides papulo-croûteuses, quelques rares papules crustacées.

Toutes ces ulcérations, saignant facilement, donnent

un pus jaunâtre, abondant, empêchent toute marche et confinent la malade au lit.

La vulve présente quelques papules hypertrophiques sur le bord des grandes lèvres. Vaginite intense. Légère uréthrite. Col gros, mou. Catarrhe muco-purulent de l'utérus. Annexes non douloureuses, en apparence saines. Ni coliques, ni pesanteur à l'hypogastre.

Ganglions inguinaux légèrement developpés, nettement appréciables, mais indolents des deux côtés.

Dans les flancs, sur le dos, la poitrine, papules confluentes, disposées en corymbes. Sur les bras elles sont rares. On ne trouve dans toutes ces régions aucune ulcération semblable aux ulcères des membres inférieurs. Il y a un contraste frappant entre la partie supérieure du corps et la partie inférieure. La vérole ne semble mériter le terme de maligne que lorsqu'on découvre la malade. Nous n'avons pu trouver la raison de cette localisation. La malade ne travaille pas à la machine à coudre, ne marche pas beaucoup, n'est pas continuellement dans la station debout, n'a pas de varices. La malignité de la syphilis s'explique au contraire par le terrain scrofuleux sur lequel elle évolue. Pas de ganglions axillaires. Sur le front, dans les cheveux, syphilides papulo-croûteuses en voie d'évolution. La gorge est rouge. Sur les amygdales quelques plaques muqueuses. Ganglions occipitaux très appréciables. La céphalée a complètement disparu. Rien du côté des os.

La malade est fatiguée, courbaturée, a maigri et perdu très notablement ses forces. Appétit non diminué, mais peu prononcé comme avant la venue de la syphilis. Pas de diarrhée, douleurs gastriques quand elle prend des pilules. Rien du côté des poumons, cœur sain. Sommeil régulier. Souffre beaucoup de ses ulcères dès qu'elle bouge, parce que les pièces de son pansement se déplacent et frôlent les ulcérations. L'état général comme nous l'avons dit n'est pas bon, terrain scrofuleux, qu'a encore affaibli la syphilis. Ni albumine, ni sucre dans les urines. Dents en assez mauvais état.

Traitement. — Injections de benzoate de mercure (0,01 centigr.). Sirop iodure de fer ioduré. Vin de Bagnols. Chlorate de potasse. Nitrate d'argent au 1/20 pour la gorge. Pansement avec des compresses boriquées pour les ulcérations des membres inférieurs.

16 octobre. Piqûres dorsales parfaitement supportées. Peau fine, très facilement plissable.

Le 20. En même temps que l'injection de benzoate, on donne une pilule de tannate de mercure (0,10 centigr.).

10 novembre. On cesse les pilules de tannate. La malade se plaint de ses gencives qui sont rouges.

Le 15. Les ulcérations des jambes sont en voie de cicatrisation. Les injections sont parfaitement supportées. Ni douleurs, ni infiltrats. Peut reposer dans le décubitus dorsal.

Le 25. Incisives inférieures douloureuses. On ne fait pas d'injection.

Le 26. On reprend les injections. Cicatrisation presque complète des ulcères. Se lève et peut venir à la salle du spéculum. Vaginite toujours intense. Papules du front, du cuir chevelu ; les plaques muqueuses de la gorge ont disparu.

A la place des ulcères, on voit des plaques violacées qui couvrent les membres inférieurs.

2 décembre. Les quelques ulcérations des membres inférieurs qui n'étaient pas encore cicatricées le sont aujourd'hui complètement. La teinte violacée des macules, vestiges des ulcères, est toujours aussi prononcée. Dans le pli du jarret droit est survenue sous l'influence de la marche une nouvelle ulcération très douloureuse.

Le 10. Les plaques livides s'estompent, deviennent brunâtres, sont en bonne voie de disparition. La malade peut être considérée comme guérie. Elle a notablement engraissé, mange mieux, est plus gaie.

Vaccinée le 1er décembre au bras droit en pleine région deltoïdienne. A la pustule vaccinale a fait place une ulcération grande comme une pièce de deux francs, à bords très décollés, à fond jaunâtre, bourbillonneux, sec, non suppurant, et reposant sur une base indurée extrêmement épaisse. L'ulcération repose sur un noyau épais d'un travers de pouce, grand comme une pièce de cinq francs qui s'enfonce jusque sur l'aponévrose. Pas de douleurs.

Le 16. Les injections de benzoate de mercure sont continuées et parfaitement supportées. A cette date à cause des repos nécessités par la stomatite menaçante, la malade avait eu 52 injections. Les syphilides ont disparu et il ne reste plus à leur place qu'une pigmentation brunâtre.

L'ulcération post-vaccinale n'offre aucune tendance à la guérison, malgré les pansements employés (iodoforme, acide phénique, sublimé). A-t-on affaire à une vaste syphilide ulcéro-gangreneuse ?

Observation VI (personnelle)

Syphilis remarquable par la résistance des manifestations aux divers agents thérapeutiques mis en jeu (injections solubles et insolubles, pilules, iodure de potassium à haute dose). — Récidives multiples au cours du traitement. — Syphilides papulo-croûteuses généralisées, puis poussée de syphilides miliaires.

Med..., Marie, 19 ans et demi, couturière, entre le 26 septembre 1889, dans le service de M. le Dr Balzer, salle Cullerier, lit n° 32.

Pas d'*antécédents personnels*. Père et mère bien portants. Non alcoolique, ni surmenée. Santé toujours excellente. Femme bien bâtie, musclée. Réglée à 15 ans, toujours depuis régulièrement. Pas d'enfants.

Le début de la syphilis remonte à trois mois. Aurait été soignée à cette époque pour des plaques muqueuses de la vulve par les pilules de Dupuytren. Les accidents qu'elle présente actuellement sont survenus il y a un mois. Pas d'alopécie, ni céphalée, ni courbature généralisée.

La malade présente sur tout le corps une éruption composée d'éléments papuleux recouverts de squames et de croûtes. La plante des pieds présente quelques papules disséminées. Sur les jambes et les cuisses grosses papules plates isolées en général, mais confluentes par places (région externe de la jambe, face interne et postérieure de la cuisse). Toutes sont recouvertes de squames épaisses ou de croûtes. Si on les enlève, les papules apparaissent violacées ; quelques-unes sont ulcérées ou plutôt érodées, car le derme n'est que peu intéressé, ne saigne pas. La vulve est recouverte de papules hypertrophiques humides, les grandes et les petites lèvres sont légèrement œdématiées. Vaginite. Léger degré de métrite. Ganglions inguinaux indolents, mais assez développés. Le dos, la poitrine, les membres supérieurs sont recouverts de syphilides papulo-squameuses. Les ailes du nez, le pourtour de l'orifice buccal, le front sont parsemés des mêmes lésions. Nombreuses croûtes dans les cheveux. Ganglions occipitaux appréciables. Plaques muqueuses de la gorge. Dents en excellent état.

Fonctions digestives normales. État général excellent, forces non diminuées. Ni albumine, ni sucre dans les urines.

Le 27. 1re injection de benzoate. La peau du dos est ici très épaisse, difficile à plisser.

Aussi le liquide injecté ne s'infiltre-t-il que difficilement. Peu de douleurs.

1er novembre. Piqûre faite à la fesse, douloureuse.

Le 2. Piqûre faite à la fesse intra-musculaire moins douloureuse que celle d'hier, mais plus pénible que celles faites dans la région dorsale.

Le 26. Jusqu'à cette date, piqûres quotidiennes. Quelques infiltrats, quelques noyaux ont pris naissance aux foyers des piqûres. La malade se plaint de douleurs au niveau de la gencive de la mâchoire inférieure, près des incisives. Les lésions syphilitiques ne sont plus représentées que par des macules pigmentées fortement. On cesse le benzoate.

On a fait 31 piqûres. La vulve ne présente plus aucune lésion.

Douches sulfureuses. Sirop de fer ioduré ; 2 grammes iodure de potassium. Massage de la région dorsale.

Le 28. Sur toutes les macules sont apparues des syphilides miliaires, rougeâtres, dures. Continuation de l'iodure. Dents toujours douloureuses.

1er décembre. La peau de la région dorsale est redevenue absolument souple, normale.

Les dents ne sont plus douloureuses. 2 pilules de Dupuytren.

Le 4. Syphilides miliaires persistent sur tout le corps. A la face, aux ailes du nez, à la lèvre inférieure, sur le front nouvelle poussée de syphilides papulo-croûteuses. Continuation des pilules.

Le 12. Devant l'état stationnaire des lésions, on se décide à faire une injection de sel insoluble (huile grise benzoïnée, 7 centigrammes).

Le 20. Les syphilides miliaires ont disparu. Il ne reste plus que des macules brunes, au niveau des lésions anciennes. 2e injection d'huile grise.

Le 21, la malade passe à l'hôpital Pascal.

Observation VII (personnelle)

Tol..., Mélanie, 19 ans, entre le 8 octobre 1889, salle Natalis-Guillot, lit n° 35.

Syphilis remontant à 2 mois. Chancre passé inaperçu. Jamais soignée.

Entre pour des syphilides vulvaires énormes, avec gonflement des grandes lèvres. Papules des plis génito-cruraux. Bubon bi-inguinal. Pas d'alopécie, ni céphalée. Pas d'albumine.

Injections de benzoate dans la région dorsale du 8 octobre au 31 du même mois. Douleurs légères ; ni infiltrat, ni induration de la peau qui est souple.

A cette date les lésions étaient en bonne voie, très améliorées. Il n'y avait pas eu trace de stomatite, quoique les dents fussent altérées ; mais la malade, qui est bretonne, ne pouvant comprendre que l'on fît à quelques malades une injection tous les jours, tandis que d'autres plus favorisées d'après elle n'avaient une piqûre que tous les huit ou dix jours, refusa de continuer le traitement. Du 31 octobre au 22 décembre la malade a été mise aux pilules de Dupuytren (2 par jour). Elle est sortie guérie à cette date, après plus d'un mois et demi de pilules.

Observation VIII (personnelle)

Desv..., Henriette, 24 ans, fleuriste, entre le 1er octobre 1889, salle Cullerier, lit n° 13.

Antécédents nuls. A 2 enfants parfaitement bien portants. Son mari, soigné depuis quelques mois au Midi, lui a communiqué la vérole.

Elle présente actuellement un chancre induré type de la petite lèvre gauche avec œdème énorme de cette petite lèvre. Ganglions inguinaux. Pas d'autre lésion.

Céphalée, courbature, pas d'alopécie. Femme très vigoureuse, musclée.

Injection de benzoate de mercure (une seringue et

demie chaque jour) faites du 1er au 17 octobre. Quelques-unes ont donné lieu à un léger empâtement, peu douloureux. Supporte en somme très bien les injections.

Le 8. Œdème de la petite lèvre a diminué de moitié; l'érosion chancreuse se cicatrise.

Le 12. La petite lèvre gauche n'est presque plus développée : l'induration chancreuse persiste.

Le 17. Sort guérie. L'érosion a disparu. On sent encore la base indurée du chancre, mais elle très atténuée.

Observation IX (personnelle)

Mor., Marie, 20 ans, entre le 8 octobre 1889, salle Cullerier, lit n° 33.

Fièvres paludéennes. Icthyose des bras. Alopécie très prononcée remontant à une époque antérieure à la vérole. N'a jamais eu d'enfant, toujours réglée régulièrement.

La syphilis remonterait à 18 mois. Jamais elle n'a eu de traitement mercuriel.

Dents très mauvaises, non soignées. Pas d'albumine dans les urines.

Entre pour des plaques muqueuses de la vulve, syphilides papuleuses des plis génito-cruraux.

Bubon bi-inguinal. Aucune lésion cutanée. Métrite intense. Blennorrhagie jadis.

Du 8 octobre au 8 novembre, on fait 30 piqûres dans la région dorsale. Peau assez fine.

Pas de douleurs. Ni infiltrats, ni œdème. A cette

date les lésions avaient complètement disparu. Sort guérie.

OBSERVATION X (PERSONNELLE)

Dur., Marthe, 17 ans, entre le 14 octobre 1889, salle Natalis-Guillot, lit n° 4.

A été soignée il y a trois mois à la Pitié dans le service du docteur Lancereaux pour une fièvre typhoïde grave. Très amaigrie. Peau fine, se détachant bien des plans sous-jacents.

Dents en mauvais état, quelques molaires sont cariées. La gencive antérieure et inférieure est ramollie, fongueuse. Voies digestives en excellent état. Ni céphalée, ni alopécie. Pas d'albumine.

Entre pour une roséole maculeuse, des plaques muqueuses vulvaires. Au niveau de la marge de l'anus énorme syphilide hypertrophique, large comme une pièce de deux francs. Ganglions inguinaux et occipitaux.

Traitement. — Injections de benzoate de mercure (une seringue et demie).

Les injections faites dans la région dorsale ne provoquent aucun accident local, mais la malade se plaint en exagérant fortement de douleurs vives. La surveillante affirme que la malade en effet ne fait que rire et jouer toute la journée.

Une injection faite au bras a été douloureuse et a provoqué un léger œdème. Une faite à la cuisse a gêné la marche : aussi la malade demande-t-elle à ce que l'on revienne aux injections dorsales. Léger agacement gingival le 25. On cesse les injections 2 jours ; on reprend le 28.

4 novembre. Il ne reste plus que la plaque de la marge de l'anus qui a légèrement diminué.

Le 16. Sort, portant encore seulement la syphilide de la marge anale.

La malade est entrée deux jours après salle van Swieten, service de M. Pozzi, et a été mise aux pilules. Nous l'avons revue le 20 décembre : la syphilide était restée absolument stationnaire et les dents étaient douloureuses.

Observation XI (personnelle)

Dans., Olympe, 39 ans, vendeuse au panier, entre le 1er novembre 1889, salle Natalis-Guillot, lit n° 36, service de M. Balzer.

Alcoolique, deux enfants morts en bas âge. La vérole remonte à 5 mois ; aurait été soignée pendant deux mois à St-Lazare avec des pilules. Presque aussitôt après la sortie de cet hôpital, les accidents seraient revenus.

Aujourd'hui on constate des syphilides circinées dans le dos, sur la nuque, les fesses et les cuisses. Elles sont formées de papules très saillantes. Psoriasis palmaire et plantaire.

Rhagades syphilitiques aux orteils. Plaques muqueuses vulvaires et tonsillaires.

Bubon bi-inguinal. Ganglions axillaires et sous-maxillaires. Ni céphalée, ni alopécie.

Pas d'albumine dans les urines. Peau peu épaisse. Dents mauvaises.

Le 1er novembre. On commence les injections de benzoate (une seringue et demie) dans la région dorsale. Pas de douleurs.

Le 6. Agacement gingival, pas de salivation. On cesse les injections.

Le 7. On reprend. Elles sont très bien supportées.

Le 16. Sort ne présentant plus que de toutes petites macules rouges aux mains et aux pieds.

Observation XII (personnelle)

Trill., Eugénie, 20 ans, entre le 5 novembre 1889, salle Natalis-Guillot, n° 18.

Ne sait à quelle époque ont débuté les lésions. Pas trace, ni souvenir du chancre.

Jamais traitée. Entre pour des papules hypertrophiques de la vulve. Vaginite et métrite. Pas d'alopécie, de céphalée, de roséole. Ganglions inguinaux. La malade est très grasse ; la peau est épaisse et difficile à plisser.

Injections dans la région dorsale, depuis le 5 novembre jusqu'au 28 novembre. Les premières piqûres sont parfaitement tolérées.

Le 9. Au niveau de l'injection faite hier, ecchymose douloureuse.

Le 11. Infiltrat notable au niveau de l'injection du 10. Douleurs très supportables.

Le 13. Le liquide ne peut facilement diffuser, aussi forme-t-il sous la peau une sorte de noyau, de nodosité incluse dans le derme. Le massage le fait disparaître assez facilement.

Le 17. Les lésions sont en voie de disparition.

Le 18. Une injection faite avec la solution non cocaïnée a été plus douloureuse.

Le 28. Sort guérie.

Observation XIII (personnelle)

Mar..., Jeanne, 24 ans, entre le 16 novembre 1889, salle Natalis-Guillot, lit n° 13, service de M. Balzer, à Lourcine.

Fièvre typhoïde à 17 ans. Réglée à 15 ans. Un enfant bien portant. Pas de fausse couche.

Début de la syphilis il y a 2 mois. Roséole. Pas de traitement avant l'entrée à l'hôpital.

Dents en mauvais état, gencives très rouges, ramollies. Femme bien bâtie, non abattue. Pannicule adipeux épais, peau difficile à plisser.

Entre pour des plaques muqueuses de la vulve et des amygdales. Roséole en voie de disparition.

Mise aux injections de benzoate, une seringue de Pravaz et demie.

16 novembre. Région dorsale : douleurs légères la nuit, n'a pu reposer sur le côté où a été faite l'injection.

Le 18. Région lombaire : plus de douleurs que dans le dos. Le liquide ne s'infiltre que difficilement.

Le 23. Au niveau de quelques piqûres, épaississement de la peau.

Le 27. Une aiguille émoussée a lésé le derme et provoqué une ecchymose. Empâtement à son niveau. On arrête les piqûres pendant 48 heures, les 28 et 29, à cause de l'endolorissement des dents.

2 décembre. Toutes les indurations dorsales ont disparu par les douches sulfureuses.

Le 4. Les lésions vulvaires sont entièrement disparues. Gorge encore rouge, sensible.

Le 8. Sort guérie.

Observation XIV (personnelle)

Aug..., Louise, 32 ans, ménagère, entre le 15 novembre 1889, salle Cullerier, lit n° 23, service de M. Balzer.

Antécédents nuls. Ni rhumatisme, ni impaludisme. Douleurs stomacales fréquentes. Dort mal, rêves, cauchemars, pituite matinale assez fréquemment. Tremblement des lèvres et des mains.

Alcoolisme net, mais non avoué. Réglée irrégulièrement, pas d'enfant, pas de fausse couche.

Début de la syphilis il y a deux mois par un chancre de la face interne de la cuisse gauche.

Alopécie assez marquée. Pas de céphalée. Ni abattement, lassitude générale, ni amaigrissement, quoiqu'elle fût depuis quelque temps très mal nourrie. N'a jamais été soignée. Pas d'albumine.

Actuellement. — Roséole maculeuse de tout le corps. Papules vulvaires. Rhagades entre les orteils. Papules humides du nombril. Très mauvaises dents. Ni albumine, ni sucre.

Traitement. — Injections de benzoate de mercure. Sirop de fer. Chlorate de potasse pour les soins de la bouche.

Peau un peu épaisse. Le pincement de la peau provoque des douleurs. On fait les injections dans la région dorsale. Pas d'infiltrats, mais douleurs vives pendant quelques heures.

1er décembre. La roséole a disparu. Les lésions des orteils, du nombril et de la vulve sont en bonne voie de guérison. Les piqûres sont plus facilement supportées. Pas de stomatite.

Le 4. A la vulve les lésions sont disparues, celles du nombril s'effacent.

Le 7. Sort guérie. Ni induration, ni infiltrat, ni ecchymose au niveau des foyers des injections. On a eu soin de changer les aiguilles aussitôt qu'elles semblaient épointées.

CONCLUSIONS

I. — L'injection sous-cutanée de benzoate de mercure en solution dans l'eau légèrement chlorurée (10 centigr. chlorure de sodium pour 40 eau) ne donne lieu à aucun accident local (escarre, abcès). Les infiltrats sont excessivement rares et ne persistent jamais que quelques ours. L'injection doit être faite dans le tissu cellulaire sous-cutané, aussi loin que possible de la face profonde du derme avec une aiguille bien acérée.

II. — Les personnes maigres à peau souple, facilement plissable, supportent plus facilement les injections que les sujets gras dont les mailles du tissu cellulaire sont comblées par la graisse. Le benzoate injecté ne diffuse pas alors avec facilité et donne lieu à une réaction locale appréciable (tension, douleurs légères, infiltrat).

III. — Les places d'élection pour les injections sont : le dos, les lombes, les hypocondres, les fesses derrière les grands trochanters.

IV. — La quantité injectée tous les jours doit être d'une seringue de Pravaz et demie (ce qui donne 1 centigr. de benzoate).

V. — Il faut de 15 à 30 injections pour faire disparaître les manifestations syphilitiques de moyenne intensité. Dans les cas graves, il a fallu de 40 à 50 injections.

VI. — On cessera le traitement dès qu'apparaîtra le moindre signe de stomatite, le gonflement des gencives, l'endolorissement des dents.

VII. — Le traitement par le benzoate de mercure est indiqué toutes les fois que les voies digestives ne sont pas en parfait état, que les dents sont altérées : bref dans tous les cas où les injections de sels insolubles, les frictions et les pilules sont contre-indiquées. Le mercure est vite absorbé et rapidement éliminé chaque jour. On n'a pas à craindre les accumulations.

VIII. — Le principal inconvénient provient du nombre des piqûres et de l'instabilité de la préparation lorsqu'on y introduit la cocaïne.

IX. — Les injections ne donnent lieu à aucun trouble gastrique, intestinal, ce qui permet de faire suivre au malade un traitement tonique sans crainte de surcharge médicamenteuse par la voie stomacale (sirop iodure de fer iodure, etc., etc.).

X. — Le benzoate de mercure, quoique ne possédant pas toutes les qualités que l'on devrait trouver dans ce mode d'administration du mercure (inaltérabilité de la préparation, absence totale de douleur, de complications locales et générales, possibilité pour le malade de faire les injections lui-même), est plus avantageux que le sublimé, la peptone mercurique, etc., etc., et cela grâce à sa faible action coagulante sur l'albumine des tissus et des nerfs principalement.

XI. — Cette dernière propriété nous explique le peu d'intensité des réactions locales (douleurs, infiltrat).

IMPRIMERIE LEMALE ET Cie, HAVRE

www.ingramcontent.com/pod-product-compliance
Ingram Content Group UK Ltd.
Pitfield, Milton Keynes, MK11 3LW, UK
UKHW021646260726
13994UKWH00003B/1313